REGISTRE DES STUPÉFIANTS

Conformément à l'arrêté du 12 mars 2013 relatif aux substances, préparations, médicaments classés comme stupéfiants et au Code de la santé publique concernant l'enregistrement des stupéfiants

Numéro et date de l'autorisation délivrée en l'application de l'article **R.5132-74** du code de la santé publique :

....
....
....
....
....
....

SOMMAIRE :

Page 2 - 53
Balance d'entrées/sorties des stupéfiants

Page 54 - 73
Balance mensuelle

Page 74 - 93
Tableau des préparations stupéfiantes (ou autres substances)

Page 94 - 101
Tableau des produits stupéfiants périmés

Balance d'entrées et de sorties de stupéfiants			Nom & Adresse du fournisseur *ou* Nom et Prénom du client	....		
N° d'ordre	Date	Entrée ou Sortie		Entrée	Sortie	Balance
....	... / ... /	....	....			
....	... / ... /	....	....			
....	... / ... /	....	....			
....	... / ... /	....	....			
....	... / ... /	....	....			
....	... / ... /	....	....			
....	... / ... /	....	....			
....	... / ... /	....	....			
....	... / ... /	....	....			

....			....			....			....		
Entrée	Sortie	Balance	Entrée	Sortie	Balance	Entrée	Sortie	Balance	Entrée	Sortie	Balance

Balance d'entrées et de sorties de stupéfiants			Nom & Adresse du fournisseur *ou* Nom et Prénom du client	....		
N° d'ordre	Date	Entrée ou Sortie		Entrée	Sortie	Balance
....	... / ... /	....	....			
....	... / ... /	....	....			
....	... / ... /	....	....			
....	... / ... /	....	....			
....	... / ... /	....	....			
....	... / ... /	....	....			
....	... / ... /	....	....			
....	... / ... /	....	....			
....	... / ... /	....	....			

....			....			....			....		
Entrée	Sortie	Balance	Entrée	Sortie	Balance	Entrée	Sortie	Balance	Entrée	Sortie	Balance

Balance d'entrées et de sorties de stupéfiants			Nom & Adresse du fournisseur *ou* Nom et Prénom du client	....		
N° d'ordre	Date	Entrée ou Sortie		Entrée	Sortie	Balance
....	... / ... /	....	....			
....	... / ... /	....	....			
....	... / ... /	....	....			
....	... / ... /	....	....			
....	... / ... /	....	....			
....	... / ... /	....	....			
....	... / ... /	....	....			
....	... / ... /	....	....			
....	... / ... /	....	....			

....			....			....			....		
Entrée	Sortie	Balance	Entrée	Sortie	Balance	Entrée	Sortie	Balance	Entrée	Sortie	Balance

Balance d'entrées et de sorties de stupéfiants			Nom & Adresse du fournisseur *ou* Nom et Prénom du client	....		
N° d'ordre	Date	Entrée ou Sortie		Entrée	Sortie	Balance
....	... / ... /	....	....			
....	... / ... /	....	....			
....	... / ... /	....	....			
....	... / ... /	....	....			
....	... / ... /	....	....			
....	... / ... /	....	....			
....	... / ... /	....	....			
....	... / ... /	....	....			
....	... / ... /	....	.... Nom & Adresse..........			

....			....			....			....		
Entrée	Sortie	Balance	Entrée	Sortie	Balance	Entrée	Sortie	Balance	Entrée	Sortie	Balance

Balance d'entrées et de sorties de stupéfiants			Nom & Adresse du fournisseur *ou* Nom et Prénom du client	....		
N° d'ordre	Date	Entrée ou Sortie		Entrée	Sortie	Balance
....	... / ... /	....	....			
....	... / ... /	....	....			
....	... / ... /	....	....			
....	... / ... /	....	....			
....	... / ... /	....	....			
....	... / ... /	....	....			
....	... / ... /	....	....			
....	... / ... /	....	....			
....	... / ... /	....	....			

....			....			....			....		
Entrée	Sortie	Balance	Entrée	Sortie	Balance	Entrée	Sortie	Balance	Entrée	Sortie	Balance

Balance d'entrées et de sorties de stupéfiants			Nom & Adresse du fournisseur *ou* Nom et Prénom du client	....		
N° d'ordre	Date	Entrée ou Sortie		Entrée	Sortie	Balance
....	... / ... /	....	....			
....	... / ... /	....	....			
....	... / ... /	....	....			
....	... / ... /	....	....			
....	... / ... /	....	....			
....	... / ... /	....	....			
....	... / ... /	....	....			
....	... / ... /	....	....			
....	... / ... /	....	....			

....			....			....			....		
Entrée	Sortie	Balance	Entrée	Sortie	Balance	Entrée	Sortie	Balance	Entrée	Sortie	Balance

Balance d'entrées et de sorties de stupéfiants			Nom & Adresse du fournisseur *ou* Nom et Prénom du client	....		
N° d'ordre	Date	Entrée ou Sortie		Entrée	Sortie	Balance
....	... / ... /	....	....			
....	... / ... /	....	....			
....	... / ... /	....	....			
....	... / ... /	....	....			
....	... / ... /	....	....			
....	... / ... /	....	....			
....	... / ... /	....	....			
....	... / ... /	....	....			
....	... / ... /	....	....			

....			....			....			....		
Entrée	Sortie	Balance	Entrée	Sortie	Balance	Entrée	Sortie	Balance	Entrée	Sortie	Balance

Balance d'entrées et de sorties de stupéfiants			Nom & Adresse du fournisseur *ou* Nom et Prénom du client	....		
N° d'ordre	Date	Entrée ou Sortie		Entrée	Sortie	Balance
....	... / ... /	....	....			
....	... / ... /	....	....			
....	... / ... /	....	....			
....	... / ... /	....	....			
....	... / ... /	....	....			
....	... / ... /	....	....			
....	... / ... /	....	....			
....	... / ... /	....	....			
....	... / ... /	....	....			

....			....			....			....		
Entrée	Sortie	Balance	Entrée	Sortie	Balance	Entrée	Sortie	Balance	Entrée	Sortie	Balance

N° d'ordre	Date	Entrée ou Sortie	Nom & Adresse du fournisseur *ou* Nom et Prénom du client	Entrée	Sortie	Balance
			....			
....	... / ... /	....	....			
			....			
			....			
....	... / ... /	....	....			
			....			
			....			
....	... / ... /	....	....			
			....			
			....			
....	... / ... /	....	....			
			....			
			....			
....	... / ... /	....	....			
			....			
			....			
....	... / ... /	....	....			
			....			
			....			
....	... / ... /	....	....			
			....			
			....			
....	... / ... /	....	....			
			....			
			....			
....	... / ... /	....	....			
			....			

Balance d'entrées et de sorties de stupéfiants

....			....			....			....		
Entrée	Sortie	Balance	Entrée	Sortie	Balance	Entrée	Sortie	Balance	Entrée	Sortie	Balance

				Balance d'entrées et de sorties de stupéfiants		
N° d'ordre	Date	Entrée ou Sortie	Nom & Adresse du fournisseur *ou* Nom et Prénom du client	Entrée	Sortie	Balance
………………	…/…/……	………………	…………………………………………………………			
………………	…/…/……	………………	…………………………………………………………			
………………	…/…/……	………………	…………………………………………………………			
………………	…/…/……	………………	…………………………………………………………			
………………	…/…/……	………………	…………………………………………………………			
………………	…/…/……	………………	…………………………………………………………			
………………	…/…/……	………………	…………………………………………………………			
………………	…/…/……	………………	…………………………………………………………			
………………	…/…/……	………………	…………………………………………………………			

	....			....			....			....		
	Entrée	Sortie	Balance	Entrée	Sortie	Balance	Entrée	Sortie	Balance	Entrée	Sortie	Balance

Balance d'entrées et de sorties de stupéfiants			Nom & Adresse du fournisseur *ou* Nom et Prénom du client	....		
N° d'ordre	Date	Entrée ou Sortie		Entrée	Sortie	Balance
....	... / ... /	....	....			
....	... / ... /	....	....			
....	... / ... /	....	....			
....	... / ... /	....	....			
....	... / ... /	....	....			
....	... / ... /	....	....			
....	... / ... /	....	....			
....	... / ... /	....	....			
....	... / ... /	....	....			

....			....			....			....		
Entrée	Sortie	Balance	Entrée	Sortie	Balance	Entrée	Sortie	Balance	Entrée	Sortie	Balance

Balance d'entrées et de sorties de stupéfiants			Nom & Adresse du fournisseur *ou* Nom et Prénom du client	....		
N° d'ordre	Date	Entrée ou Sortie		Entrée	Sortie	Balance
....	... / ... /	....	....			
....	... / ... /	....	....			
....	... / ... /	....	....			
....	... / ... /	....	....			
....	... / ... /	....	....			
....	... / ... /	....	....			
....	... / ... /	....	....			
....	... / ... /	....	....			
....	... / ... /	....	....			

....			....			....			....		
Entrée	Sortie	Balance	Entrée	Sortie	Balance	Entrée	Sortie	Balance	Entrée	Sortie	Balance

Balance d'entrées et de sorties de stupéfiants			Nom & Adresse du fournisseur *ou* Nom et Prénom du client	....		
N° d'ordre	Date	Entrée ou Sortie		Entrée	Sortie	Balance
....	... / ... /	....	....			
....	... / ... /	....	....			
....	... / ... /	....	....			
....	... / ... /	....	....			
....	... / ... /	....	....			
....	... / ... /	....	....			
....	... / ... /	....	....			
....	... / ... /	....	....			
....	... / ... /	....	....			

....			....			....			....		
Entrée	Sortie	Balance	Entrée	Sortie	Balance	Entrée	Sortie	Balance	Entrée	Sortie	Balance

Balance d'entrées et de sorties de stupéfiants			Nom & Adresse du fournisseur *ou* Nom et Prénom du client	....		
N° d'ordre	Date	Entrée ou Sortie		Entrée	Sortie	Balance
....	... / ... /	....	....			
....	... / ... /	....	....			
....	... / ... /	....	....			
....	... / ... /	....	....			
....	... / ... /	....	....			
....	... / ... /	....	....			
....	... / ... /	....	....			
....	... / ... /	....	....			
....	... / ... /	....	....			

....			....			....			....		
Entrée	Sortie	Balance	Entrée	Sortie	Balance	Entrée	Sortie	Balance	Entrée	Sortie	Balance

Balance d'entrées et de sorties de stupéfiants			Nom & Adresse du fournisseur *ou* Nom et Prénom du client	....		
N° d'ordre	Date	Entrée ou Sortie		Entrée	Sortie	Balance
....	... / ... /	....	....			
....	... / ... /	....	....			
....	... / ... /	....	....			
....	... / ... /	....	....			
....	... / ... /	....	....			
....	... / ... /	....	....			
....	... / ... /	....	....			
....	... / ... /	....	....			
....	... / ... /	....	....			

....			....			....			....		
Entrée	Sortie	Balance	Entrée	Sortie	Balance	Entrée	Sortie	Balance	Entrée	Sortie	Balance

Balance d'entrées et de sorties de stupéfiants			Nom & Adresse du fournisseur *ou* Nom et Prénom du client	....		
N° d'ordre	Date	Entrée ou Sortie		Entrée	Sortie	Balance
....	... / ... /	....	....			
....	... / ... /	....	....			
....	... / ... /	....	....			
....	... / ... /	....	....			
....	... / ... /	....	....			
....	... / ... /	....	....			
....	... / ... /	....	....			
....	... / ... /	....	....			
....	... / ... /	....	....			

....			....			....			....		
Entrée	Sortie	Balance	Entrée	Sortie	Balance	Entrée	Sortie	Balance	Entrée	Sortie	Balance

Balance d'entrées et de sorties de stupéfiants			Nom & Adresse du fournisseur *ou* Nom et Prénom du client	....		
N° d'ordre	Date	Entrée ou Sortie		Entrée	Sortie	Balance
....	... / ... /	....	....			
....	... / ... /	....	....			
....	... / ... /	....	....			
....	... / ... /	....	....			
....	... / ... /	....	....			
....	... / ... /	....	....			
....	... / ... /	....	....			
....	... / ... /	....	....			
....	... / ... /	....	....			

....			....			....			....		
Entrée	Sortie	Balance	Entrée	Sortie	Balance	Entrée	Sortie	Balance	Entrée	Sortie	Balance

N° d'ordre	Date	Entrée ou Sortie	Nom & Adresse du fournisseur *ou* Nom et Prénom du client	....		
				Entrée	Sortie	Balance
....	... / ... /	....	....			
....	... / ... /	....	....			
....	... / ... /	....	....			
....	... / ... /	....	....			
....	... / ... /	....	....			
....	... / ... /	....	....			
....	... / ... /	....	....			
....	... / ... /	....	....			
....	... / ... /	....	....			

Balance d'entrées et de sorties de stupéfiants

....			....			....			....		
Entrée	Sortie	Balance	Entrée	Sortie	Balance	Entrée	Sortie	Balance	Entrée	Sortie	Balance

Balance d'entrées et de sorties de stupéfiants			Nom & Adresse du fournisseur *ou* Nom et Prénom du client	....		
N° d'ordre	Date	Entrée ou Sortie		Entrée	Sortie	Balance
....	... / ... /	....	....			
....	... / ... /	....	....			
....	... / ... /	....	....			
....	... / ... /	....	....			
....	... / ... /	....	....			
....	... / ... /	....	....			
....	... / ... /	....	....			
....	... / ... /	....	....			
....	... / ... /	....	....			

....			....			....			....		
Entrée	Sortie	Balance	Entrée	Sortie	Balance	Entrée	Sortie	Balance	Entrée	Sortie	Balance

Balance d'entrées et de sorties de stupéfiants			Nom & Adresse du fournisseur *ou* Nom et Prénom du client	....		
N° d'ordre	Date	Entrée ou Sortie		Entrée	Sortie	Balance
....	... / ... /	....	....			
....	... / ... /	....	....			
....	... / ... /	....	....			
....	... / ... /	....	....			
....	... / ... /	....	....			
....	... / ... /	....	....			
....	... / ... /	....	....			
....	... / ... /	....	....			
....	... / ... /	....	....			

....			....			....			....		
Entrée	Sortie	Balance	Entrée	Sortie	Balance	Entrée	Sortie	Balance	Entrée	Sortie	Balance

Balance d'entrées et de sorties de stupéfiants			Nom & Adresse du fournisseur *ou* Nom et Prénom du client	....		
N° d'ordre	Date	Entrée ou Sortie		Entrée	Sortie	Balance
....	... / ... /	....	....			
....	... / ... /	....	....			
....	... / ... /	....	....			
....	... / ... /	....	....			
....	... / ... /	....	....			
....	... / ... /	....	....			
....	... / ... /	....	....			
....	... / ... /	....	....			
....	... / ... /	....	....			

....			....			....			....		
Entrée	Sortie	Balance	Entrée	Sortie	Balance	Entrée	Sortie	Balance	Entrée	Sortie	Balance

Balance d'entrées et de sorties de stupéfiants			Nom & Adresse du fournisseur *ou* Nom et Prénom du client	....		
N° d'ordre	Date	Entrée ou Sortie		Entrée	Sortie	Balance
....	... / ... /	....	....			
....	... / ... /	....	....			
....	... / ... /	....	....			
....	... / ... /	....	....			
....	... / ... /	....	....			
....	... / ... /	....	....			
....	... / ... /	....	....			
....	... / ... /	....	....			
....	... / ... /	....	....			

....			....			....			....		
Entrée	Sortie	Balance	Entrée	Sortie	Balance	Entrée	Sortie	Balance	Entrée	Sortie	Balance

Balance d'entrées et de sorties de stupéfiants			Nom & Adresse du fournisseur *ou* Nom et Prénom du client	....		
N° d'ordre	Date	Entrée ou Sortie		Entrée	Sortie	Balance
....	... / ... /	....	....			
....	... / ... /	....	....			
....	... / ... /	....	....			
....	... / ... /	....	....			
....	... / ... /	....	....			
....	... / ... /	....	....			
....	... / ... /	....	....			
....	... / ... /	....	....			
....	... / ... /	....	....			

....			....			....			....		
Entrée	Sortie	Balance	Entrée	Sortie	Balance	Entrée	Sortie	Balance	Entrée	Sortie	Balance

Balance d'entrées et de sorties de stupéfiants			Nom & Adresse du fournisseur *ou* Nom et Prénom du client	....		
N° d'ordre	Date	Entrée ou Sortie		Entrée	Sortie	Balance
....	... / ... /	....	....			
....	... / ... /	....	....			
....	... / ... /	....	....			
....	... / ... /	....	....			
....	... / ... /	....	....			
....	... / ... /	....	....			
....	... / ... /	....	....			
....	... / ... /	....	....			
....	... / ... /	....	....			

....			....			....			....		
Entrée	Sortie	Balance	Entrée	Sortie	Balance	Entrée	Sortie	Balance	Entrée	Sortie	Balance

Balance d'entrées et de sorties de stupéfiants			Nom & Adresse du fournisseur *ou* Nom et Prénom du client	....		
N° d'ordre	Date	Entrée ou Sortie		Entrée	Sortie	Balance
....	... / ... /	....	....			
....	... / ... /	....	....			
....	... / ... /	....	....			
....	... / ... /	....	....			
....	... / ... /	....	....			
....	... / ... /	....	....			
....	... / ... /	....	....			
....	... / ... /	....	....			
....	... / ... /	....	....			

....			....			....			....		
Entrée	Sortie	Balance	Entrée	Sortie	Balance	Entrée	Sortie	Balance	Entrée	Sortie	Balance

Balance d'entrées et de sorties de stupéfiants			Nom & Adresse du fournisseur *ou* Nom et Prénom du client	....		
N° d'ordre	Date	Entrée ou Sortie		Entrée	Sortie	Balance
....	... / ... /	....	....			
....	... / ... /	....	....			
....	... / ... /	....	....			
....	... / ... /	....	....			
....	... / ... /	....	....			
....	... / ... /	....	....			
....	... / ... /	....	....			
....	... / ... /	....	....			
....	... / ... /	....	....			

....			....			....			....		
Entrée	Sortie	Balance	Entrée	Sortie	Balance	Entrée	Sortie	Balance	Entrée	Sortie	Balance

Balance mensuelle		....			....		
Mois	Date d'arrêt de la balance	Entrée	Sortie	Balance	Entrée	Sortie	Balance
Janvier	… / … / ……						
Février	… / … / ……						
Mars	… / … / ……						
Avril	… / … / ……						
Mai	… / … / ……						
Juin	… / … / ……						
Juillet	… / … / ……						
Août	… / … / ……						
Septembre	… / … / ……						
Octobre	… / … / ……						
Novembre	… / … / ……						
Décembre	… / … / ……						
		Inventaire :			Inventaire :		

....			....			....			....		
Entrée	Sortie	Balance	Entrée	Sortie	Balance	Entrée	Sortie	Balance	Entrée	Sortie	Balance
Inventaire :			**Inventaire :**			**Inventaire :**			**Inventaire :**		

Balance mensuelle		....			....		
Mois	Date d'arrêt de la balance	Entrée	Sortie	Balance	Entrée	Sortie	Balance
Janvier	… / … / ……						
Février	… / … / ……						
Mars	… / … / ……						
Avril	… / … / ……						
Mai	… / … / ……						
Juin	… / … / ……						
Juillet	… / … / ……						
Août	… / … / ……						
Septembre	… / … / ……						
Octobre	… / … / ……						
Novembre	… / … / ……						
Décembre	… / … / ……						
		Inventaire :			Inventaire :		

....			....			....			....		
Entrée	Sortie	Balance	Entrée	Sortie	Balance	Entrée	Sortie	Balance	Entrée	Sortie	Balance
Inventaire :			**Inventaire :**			**Inventaire :**			**Inventaire :**			

Balance mensuelle		....			....		
Mois	Date d'arrêt de la balance	Entrée	Sortie	Balance	Entrée	Sortie	Balance
Janvier	… / … / ……						
Février	… / … / ……						
Mars	… / … / ……						
Avril	… / … / ……						
Mai	… / … / ……						
Juin	… / … / ……						
Juillet	… / … / ……						
Août	… / … / ……						
Septembre	… / … / ……						
Octobre	… / … / ……						
Novembre	… / … / ……						
Décembre	… / … / ……						
		Inventaire :			Inventaire :		

....			....			....			....		
Entrée	Sortie	Balance	Entrée	Sortie	Balance	Entrée	Sortie	Balance	Entrée	Sortie	Balance
Inventaire :			**Inventaire :**			**Inventaire :**			**Inventaire :**		

Balance mensuelle		....			....		
Mois	Date d'arrêt de la balance	Entrée	Sortie	Balance	Entrée	Sortie	Balance
Janvier	... / ... /						
Février	... / ... /						
Mars	... / ... /						
Avril	... / ... /						
Mai	... / ... /						
Juin	... / ... /						
Juillet	... / ... /						
Août	... / ... /						
Septembre	... / ... /						
Octobre	... / ... /						
Novembre	... / ... /						
Décembre	... / ... /						
		Inventaire :			Inventaire :		

	....			....			....			....	
Entrée	Sortie	Balance	Entrée	Sortie	Balance	Entrée	Sortie	Balance	Entrée	Sortie	Balance
Inventaire :			**Inventaire :**			**Inventaire :**			**Inventaire :**		

Balance mensuelle		....			....		
Mois	Date d'arrêt de la balance	Entrée	Sortie	Balance	Entrée	Sortie	Balance
Janvier	… / … / ……						
Février	… / … / ……						
Mars	… / … / ……						
Avril	… / … / ……						
Mai	… / … / ……						
Juin	… / … / ……						
Juillet	… / … / ……						
Août	… / … / ……						
Septembre	… / … / ……						
Octobre	… / … / ……						
Novembre	… / … / ……						
Décembre	… / … / ……						
		Inventaire :			Inventaire :		

....			....			....			....		
Entrée	Sortie	Balance	Entrée	Sortie	Balance	Entrée	Sortie	Balance	Entrée	Sortie	Balance
Inventaire :			**Inventaire :**			**Inventaire :**			**Inventaire :**		

Balance mensuelle		....			....		
Mois	Date d'arrêt de la balance	Entrée	Sortie	Balance	Entrée	Sortie	Balance
Janvier	… / … / ……						
Février	… / … / ……						
Mars	… / … / ……						
Avril	… / … / ……						
Mai	… / … / ……						
Juin	… / … / ……						
Juillet	… / … / ……						
Août	… / … / ……						
Septembre	… / … / ……						
Octobre	… / … / ……						
Novembre	… / … / ……						
Décembre	… / … / ……						
		Inventaire :			Inventaire :		

....			....			....			....		
Entrée	Sortie	Balance	Entrée	Sortie	Balance	Entrée	Sortie	Balance	Entrée	Sortie	Balance
Inventaire :			**Inventaire :**			**Inventaire :**			**Inventaire :**		

Balance mensuelle		....			....		
Mois	Date d'arrêt de la balance	Entrée	Sortie	Balance	Entrée	Sortie	Balance
Janvier	… / … / ……						
Février	… / … / ……						
Mars	… / … / ……						
Avril	… / … / ……						
Mai	… / … / ……						
Juin	… / … / ……						
Juillet	… / … / ……						
Août	… / … / ……						
Septembre	… / … / ……						
Octobre	… / … / ……						
Novembre	… / … / ……						
Décembre	… / … / ……						
		Inventaire :			Inventaire :		

....			....			....			....		
Entrée	Sortie	Balance	Entrée	Sortie	Balance	Entrée	Sortie	Balance	Entrée	Sortie	Balance
Inventaire :			**Inventaire :**			**Inventaire :**			**Inventaire :**		

Balance mensuelle		....			....		
Mois	Date d'arrêt de la balance	Entrée	Sortie	Balance	Entrée	Sortie	Balance
Janvier	… / … / ……						
Février	… / … / ……						
Mars	… / … / ……						
Avril	… / … / ……						
Mai	… / … / ……						
Juin	… / … / ……						
Juillet	… / … / ……						
Août	… / … / ……						
Septembre	… / … / ……						
Octobre	… / … / ……						
Novembre	… / … / ……						
Décembre	… / … / ……						
		Inventaire :			Inventaire :		

....			....			....			....		
Entrée	Sortie	Balance	Entrée	Sortie	Balance	Entrée	Sortie	Balance	Entrée	Sortie	Balance
Inventaire :			**Inventaire :**			**Inventaire :**			**Inventaire :**		

Balance mensuelle		....			....		
Mois	Date d'arrêt de la balance	Entrée	Sortie	Balance	Entrée	Sortie	Balance
Janvier	… / … / ……						
Février	… / … / ……						
Mars	… / … / ……						
Avril	… / … / ……						
Mai	… / … / ……						
Juin	… / … / ……						
Juillet	… / … / ……						
Août	… / … / ……						
Septembre	… / … / ……						
Octobre	… / … / ……						
Novembre	… / … / ……						
Décembre	… / … / ……						
		Inventaire :			Inventaire :		

....			....			....			....		
Entrée	Sortie	Balance	Entrée	Sortie	Balance	Entrée	Sortie	Balance	Entrée	Sortie	Balance
Inventaire :			**Inventaire :**			**Inventaire :**			**Inventaire :**		

Balance mensuelle		....			....		
Mois	Date d'arrêt de la balance	Entrée	Sortie	Balance	Entrée	Sortie	Balance
Janvier	… / … / ……						
Février	… / … / ……						
Mars	… / … / ……						
Avril	… / … / ……						
Mai	… / … / ……						
Juin	… / … / ……						
Juillet	… / … / ……						
Août	… / … / ……						
Septembre	… / … / ……						
Octobre	… / … / ……						
Novembre	… / … / ……						
Décembre	… / … / ……						
		Inventaire :			Inventaire :		

....			....			....			....		
Entrée	Sortie	Balance	Entrée	Sortie	Balance	Entrée	Sortie	Balance	Entrée	Sortie	Balance
Inventaire :			Inventaire :			Inventaire :			Inventaire :		

Préparations stupéfiantes et autres substances			Nom & Adresse du fournisseur *ou* Nom et Prénom du client	Produit obtenu et quantité	Numéro d'ordonnancier de préparation
N° d'ordre	Date	Entrée ou Sortie			
....	... / ... /	....	....	....	....
....	... / ... /	....	....	....	....
....	... / ... /	....	....	....	....
....	... / ... /	....	....	....	....
....	... / ... /	....	....	....	....
....	... / ... /	....	....	....	....
....	... / ... /	....	....	....	....
....	... / ... /	....	....	....	....
....	... / ... /	....	....	....	....

....				....				....				....			
Entrée	Sortie	Pertes	Balance	Entrée	Sortie	Pertes	Balance	Entrée	Sortie	Pertes	Balance	Entrée	Sortie	Pertes	Balance

Préparations stupéfiantes et autres substances			Nom & Adresse du fournisseur *ou* Nom et Prénom du client	Produit obtenu et quantité	Numéro d'ordonnancier de préparation
N° d'ordre	Date	Entrée ou Sortie			
....	.../.../......	....	....	....	....
....	.../.../......	....	....	....	....
....	.../.../......	....	....	....	....
....	.../.../......	....	....	....	....
....	.../.../......	....	....	....	....
....	.../.../......	....	....	....	....
....	.../.../......	....	....	....	....
....	.../.../......	....	....	....	....
....	.../.../......	....	....	....	....

....				....				....				....			
Entrée	Sortie	Pertes	Balance	Entrée	Sortie	Pertes	Balance	Entrée	Sortie	Pertes	Balance	Entrée	Sortie	Pertes	Balance

Préparations stupéfiantes et autres substances			Nom & Adresse du fournisseur ou Nom et Prénom du client	Produit obtenu et quantité	Numéro d'ordonnancier de préparation
N° d'ordre	Date	Entrée ou Sortie			
....	... / ... /	....	....	....	....
....	... / ... /	....	....	....	....
....	... / ... /	....	....	....	....
....	... / ... /	....	....	....	....
....	... / ... /	....	....	....	....
....	... / ... /	....	....	....	....
....	... / ... /	....	....	....	....
....	... / ... /	....	....	....	....
....	... / ... /	....	....	....	....

....				....				....				....			
Entrée	Sortie	Pertes	Balance	Entrée	Sortie	Pertes	Balance	Entrée	Sortie	Pertes	Balance	Entrée	Sortie	Pertes	Balance

Préparations stupéfiantes et autres substances			Nom & Adresse du fournisseur OU Nom et Prénom du client	Produit obtenu et quantité	Numéro d'ordonnancier de préparation
N° d'ordre	Date	Entrée ou Sortie			
....	... / ... /	....	....	....	....
....	... / ... /	....	....	....	....
....	... / ... /	....	....	....	....
....	... / ... /	....	....	....	....
....	... / ... /	....	....	....	....
....	... / ... /	....	....	....	....
....	... / ... /	....	....	....	....
....	... / ... /	....	....	....	....
....	... / ... /	....	....	....	....

....				....				....				....			
Entrée	Sortie	Pertes	Balance	Entrée	Sortie	Pertes	Balance	Entrée	Sortie	Pertes	Balance	Entrée	Sortie	Pertes	Balance

Préparations stupéfiantes et autres substances			Nom & Adresse du fournisseur *ou* Nom et Prénom du client	Produit obtenu et quantité	Numéro d'ordonnancier de préparation
N° d'ordre	Date	Entrée ou Sortie			
………………	… / … / ……	…………	…………………………………………………	…………………	…………
………………	… / … / ……	…………	…………………………………………………	…………………	…………
………………	… / … / ……	…………	…………………………………………………	…………………	…………
………………	… / … / ……	…………	…………………………………………………	…………………	…………
………………	… / … / ……	…………	…………………………………………………	…………………	…………
………………	… / … / ……	…………	…………………………………………………	…………………	…………
………………	… / … / ……	…………	…………………………………………………	…………………	…………
………………	… / … / ……	…………	…………………………………………………	…………………	…………
………………	… / … / ……	…………	…………………………………………………	…………………	…………

....				....				....				....			
Entrée	Sortie	Pertes	Balance	Entrée	Sortie	Pertes	Balance	Entrée	Sortie	Pertes	Balance	Entrée	Sortie	Pertes	Balance

Préparations stupéfiantes et autres substances			Nom & Adresse du fournisseur *ou* Nom et Prénom du client	Produit obtenu et quantité	Numéro d'ordonnancier de préparation
N° d'ordre	Date	Entrée ou Sortie			
....	... / ... /	....	....	....	....
....	... / ... /	....	....	....	....
....	... / ... /	....	....	....	....
....	... / ... /	....	....	....	....
....	... / ... /	....	....	....	....
....	... / ... /	....	....	....	....
....	... / ... /	....	....	....	....
....	... / ... /	....	....	....	....
....	... / ... /	....	....	....	....

....				....				....				....			
Entrée	Sortie	Pertes	Balance	Entrée	Sortie	Pertes	Balance	Entrée	Sortie	Pertes	Balance	Entrée	Sortie	Pertes	Balance

Préparations stupéfiantes et autres substances			Nom & Adresse du fournisseur *ou* Nom et Prénom du client	Produit obtenu et quantité	Numéro d'ordonnancier de préparation
N° d'ordre	Date	Entrée ou Sortie			
....	... / ... /	....	....	....	....
....	... / ... /	....	....	....	....
....	... / ... /	....	....	....	....
....	... / ... /	....	....	....	....
....	... / ... /	....	....	....	....
....	... / ... /	....	....	....	....
....	... / ... /	....	....	....	....
....	... / ... /	....	....	....	....
....	... / ... /	....	....	....	....

....				....				....				....			
Entrée	Sortie	Pertes	Balance	Entrée	Sortie	Pertes	Balance	Entrée	Sortie	Pertes	Balance	Entrée	Sortie	Pertes	Balance

Préparations stupéfiantes et autres substances			Nom & Adresse du fournisseur *ou* Nom et Prénom du client	Produit obtenu et quantité	Numéro d'ordonnancier de préparation
N° d'ordre	Date	Entrée ou Sortie			
....	... / ... /	....	....	....	....
....	... / ... /	....	....	....	....
....	... / ... /	....	....	....	....
....	... / ... /	....	....	....	....
....	... / ... /	....	....	....	....
....	... / ... /	....	....	....	....
....	... / ... /	....	....	....	....
....	... / ... /	....	....	....	....
....	... / ... /	....	....	....	....

....				....				....				....			
Entrée	Sortie	Pertes	Balance	Entrée	Sortie	Pertes	Balance	Entrée	Sortie	Pertes	Balance	Entrée	Sortie	Pertes	Balance

Préparations stupéfiantes et autres substances			Nom & Adresse du fournisseur *ou* Nom et Prénom du client	Produit obtenu et quantité	Numéro d'ordonnancier de préparation
N° d'ordre	Date	Entrée ou Sortie			
....	... / ... /	....	....	....	....
....	... / ... /	....	....	....	....
....	... / ... /	....	....	....	....
....	... / ... /	....	....	....	....
....	... / ... /	....	....	....	....
....	... / ... /	....	....	....	....
....	... / ... /	....	....	....	....
....	... / ... /	....	....	....	....
....	... / ... /	....	....	....	....

Entrée	Sortie	Pertes	Balance	Entrée	Sortie	Pertes	Balance	Entrée	Sortie	Pertes	Balance	Entrée	Sortie	Pertes	Balance

Préparations stupéfiantes et autres substances			Nom & Adresse du fournisseur *ou* Nom et Prénom du client	Produit obtenu et quantité	Numéro d'ordonnancier de préparation
N° d'ordre	Date	Entrée ou Sortie			
....	... / ... /	....	....	....	....
....	... / ... /	....	....	....	....
....	... / ... /	....	....	....	....
....	... / ... /	....	....	....	....
....	... / ... /	....	....	....	....
....	... / ... /	....	....	....	....
....	... / ... /	....	....	....	....
....	... / ... /	....	....	....	....
....	... / ... /	....	....	....	....

	Entrée	Sortie	Pertes	Balance		Entrée	Sortie	Pertes	Balance		Entrée	Sortie	Pertes	Balance		Entrée	Sortie	Pertes	Balance
....					....					....					....				

Préparations stupéfiantes périmées ou apportées par des clients ou des médecins			Provenance du stupéfiant à détruire
Nom des produits à détruire	Date	Dosages	
....	... / ... /	....	☐ Produit stupéfiant périmé ☐ Produit apporté par un client ☐ Produit apporté par un médecin
....	... / ... /	....	☐ Produit stupéfiant périmé ☐ Produit apporté par un client ☐ Produit apporté par un médecin
....	... / ... /	....	☐ Produit stupéfiant périmé ☐ Produit apporté par un client ☐ Produit apporté par un médecin
....	... / ... /	....	☐ Produit stupéfiant périmé ☐ Produit apporté par un client ☐ Produit apporté par un médecin
....	... / ... /	....	☐ Produit stupéfiant périmé ☐ Produit apporté par un client ☐ Produit apporté par un médecin
....	... / ... /	....	☐ Produit stupéfiant périmé ☐ Produit apporté par un client ☐ Produit apporté par un médecin
....	... / ... /	....	☐ Produit stupéfiant périmé ☐ Produit apporté par un client ☐ Produit apporté par un médecin
....	... / ... /	....	☐ Produit stupéfiant périmé ☐ Produit apporté par un client ☐ Produit apporté par un médecin
....	... / ... /	....	☐ Produit stupéfiant périmé ☐ Produit apporté par un client ☐ Produit apporté par un médecin

Nom et adresse du client ou du médecin ayant apporté le produit	Quantité	Observations	Visa de l'inspecteur
....	....	....	
....	....	....	
....	....	....	
....	....	....	
....	....	....	
....	....	....	
....	....	....	
....	....	....	
....	....	....	

Préparations stupéfiantes périmées ou apportées par des clients ou des médecins			Provenance du stupéfiant à détruire
Nom des produits à détruire	Date	Dosages	
....	... / ... /	....	☐ Produit stupéfiant périmé ☐ Produit apporté par un client ☐ Produit apporté par un médecin
....	... / ... /	....	☐ Produit stupéfiant périmé ☐ Produit apporté par un client ☐ Produit apporté par un médecin
....	... / ... /	....	☐ Produit stupéfiant périmé ☐ Produit apporté par un client ☐ Produit apporté par un médecin
....	... / ... /	....	☐ Produit stupéfiant périmé ☐ Produit apporté par un client ☐ Produit apporté par un médecin
....	... / ... /	....	☐ Produit stupéfiant périmé ☐ Produit apporté par un client ☐ Produit apporté par un médecin
....	... / ... /	....	☐ Produit stupéfiant périmé ☐ Produit apporté par un client ☐ Produit apporté par un médecin
....	... / ... /	....	☐ Produit stupéfiant périmé ☐ Produit apporté par un client ☐ Produit apporté par un médecin
....	... / ... /	....	☐ Produit stupéfiant périmé ☐ Produit apporté par un client ☐ Produit apporté par un médecin
....	... / ... /	....	☐ Produit stupéfiant périmé ☐ Produit apporté par un client ☐ Produit apporté par un médecin

Nom et adresse du client ou du médecin ayant apporté le produit	Quantité	Observations	Visa de l'inspecteur
....	....	....	
....	....	....	
....	....	....	
....	....	....	
....	....	....	
....	....	....	
....	....	....	
....	....	....	
....	....	....	

Préparations stupéfiantes périmées ou apportées par des clients ou des médecins			Provenance du stupéfiant à détruire
Nom des produits à détruire	**Date**	**Dosages**	
....	... / ... /	....	☐ Produit stupéfiant périmé ☐ Produit apporté par un client ☐ Produit apporté par un médecin
....	... / ... /	....	☐ Produit stupéfiant périmé ☐ Produit apporté par un client ☐ Produit apporté par un médecin
....	... / ... /	....	☐ Produit stupéfiant périmé ☐ Produit apporté par un client ☐ Produit apporté par un médecin
....	... / ... /	....	☐ Produit stupéfiant périmé ☐ Produit apporté par un client ☐ Produit apporté par un médecin
....	... / ... /	....	☐ Produit stupéfiant périmé ☐ Produit apporté par un client ☐ Produit apporté par un médecin
....	... / ... /	....	☐ Produit stupéfiant périmé ☐ Produit apporté par un client ☐ Produit apporté par un médecin
....	... / ... /	....	☐ Produit stupéfiant périmé ☐ Produit apporté par un client ☐ Produit apporté par un médecin
....	... / ... /	....	☐ Produit stupéfiant périmé ☐ Produit apporté par un client ☐ Produit apporté par un médecin
....	... / ... /	....	☐ Produit stupéfiant périmé ☐ Produit apporté par un client ☐ Produit apporté par un médecin

Nom et adresse du client ou du médecin ayant apporté le produit	Quantité	Observations	Visa de l'inspecteur
....	....	....	
....	....	....	
....	....	....	
....	....	....	
....	....	....	
....	....	....	
....	....	....	
....	....	....	
....	....	....	

Préparations stupéfiantes périmées ou apportées par des clients ou des médecins			Provenance du stupéfiant à détruire
Nom des produits à détruire	Date	Dosages	
....	... / ... /	....	☐ Produit stupéfiant périmé ☐ Produit apporté par un client ☐ Produit apporté par un médecin
....	... / ... /	....	☐ Produit stupéfiant périmé ☐ Produit apporté par un client ☐ Produit apporté par un médecin
....	... / ... /	....	☐ Produit stupéfiant périmé ☐ Produit apporté par un client ☐ Produit apporté par un médecin
....	... / ... /	....	☐ Produit stupéfiant périmé ☐ Produit apporté par un client ☐ Produit apporté par un médecin
....	... / ... /	....	☐ Produit stupéfiant périmé ☐ Produit apporté par un client ☐ Produit apporté par un médecin
....	... / ... /	....	☐ Produit stupéfiant périmé ☐ Produit apporté par un client ☐ Produit apporté par un médecin
....	... / ... /	....	☐ Produit stupéfiant périmé ☐ Produit apporté par un client ☐ Produit apporté par un médecin
....	... / ... /	....	☐ Produit stupéfiant périmé ☐ Produit apporté par un client ☐ Produit apporté par un médecin
....	... / ... /	....	☐ Produit stupéfiant périmé ☐ Produit apporté par un client ☐ Produit apporté par un médecin

Nom et adresse du client ou du médecin ayant apporté le produit	Quantité	Observations	Visa de l'inspecteur
....	....	....	
....	....	....	
....	....	....	
....	....	....	
....	....	....	
....	....	....	
....	....	....	
....	....	....	
....	....	....	

Printed in France by Amazon
Brétigny-sur-Orge, FR